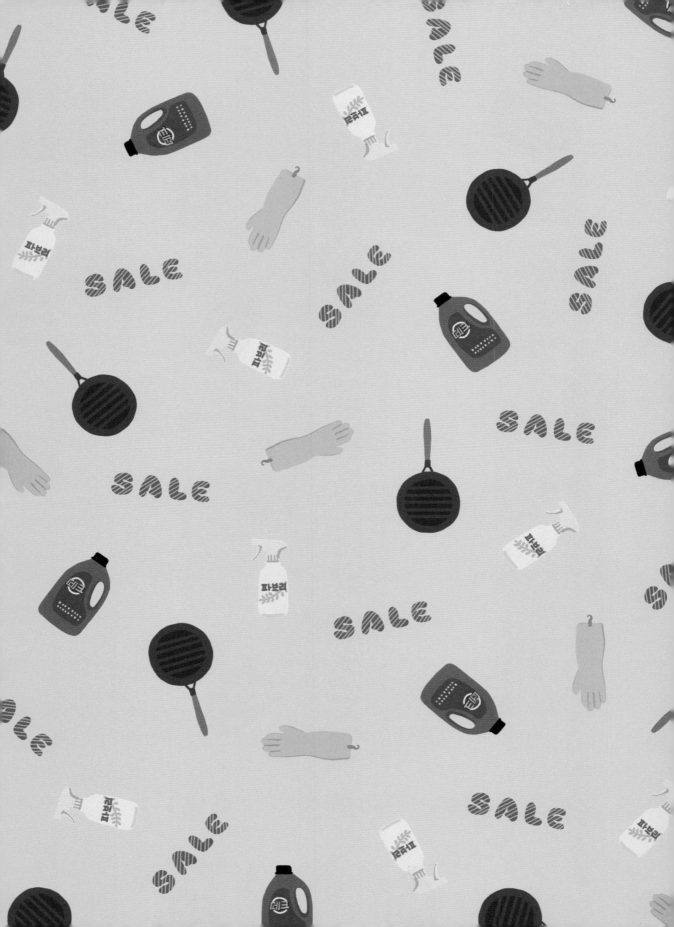

◆◆◆◆ 치매를 예방하는 하루 1장 ◆◆◆◆

말랑말랑 뇌운동

이 책의 감수를 맡은 신준영은,

치매 예방을 위한 소셜 미션을 가진 사회적 기업 (주)캐어유의 대표로, 시니어를 위한 맞춤 교육과 스마트케어 서비스 및 제품 개발을 비롯해 엔브레인 플랫폼을 통한 사회복지사 및 요양보호사 분들의 업무 환경 개선 활동을 해오고 있다. 현재 인하대학교 정책대학원 노인학과에서 스마트에이징 과목을 강의하고 있으며 한국지능정보사회진흥원(NIA) 정보격차해소팀 전문위원, 실버산업포럼 이사로 활동 중이다. 관련 사업과 서비스 육성을 위해 사단법인 피피엘 사회적 기업가 육성 사업 운영위원으로 안양시 지속가능발전협의회 사회의제 위원장으로도 활발한 활동을 이어가는 중이다.

치매를 예방하는 하루 1장,
말랑말랑 뇌 운동 ② 마트

초판 1쇄 인쇄   2021년 8월 25일
초판 1쇄 발행   2021년 9월 1일

지은이   김춘희, 이윤교
감수   신준영
펴낸이   송주영
펴낸곳   (주)북센스
편집   장정민, 조윤정
디자인   이미화, 장혜원
외주 편집   editor#
외주 디자인   양X호랭 DESIGN
마케팅   오영일, 황혜리
경영지원   강수현

출판등록   2019년 6월 21일 제2019-000061호
주소   서울 마포구 동교로23길 41 골드빌딩 7층
전화   02-3142-3044
팩스   0303-0956-3044
이메일   ibooksense@gmail.com

ISBN   979-11-91558-13-5 (14510)
            979-11-91558-11-1 (14510) set

치매를 예방하는 하루 1장

말랑말랑 뇌운동

글쓴이 김춘희 | 그린이 이윤교

② 마트

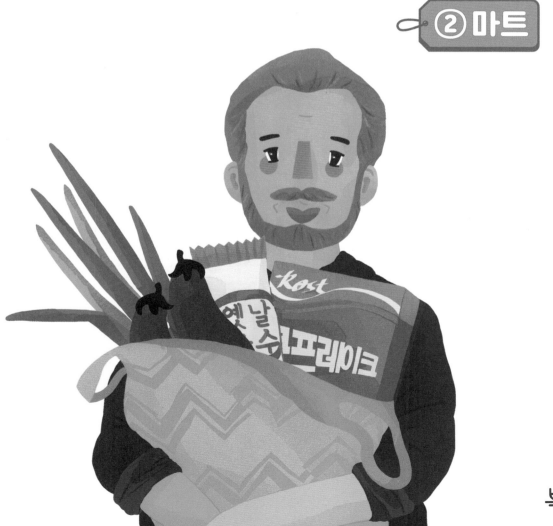

북센

매일매일 3분,
반짝반짝 뇌세포

준비물 NO!
맨손으로 시작하는
초간단 뇌 운동법

뇌는 온몸과 연결되어 있어요. 그래서 팔다리를 쭉 펴고 이리저리 몸을 움직이는 것만으로도 뇌세포에 콕콕 자극을 줄 수 있지요. 손과 눈을 조금 움직이기만 해도 뇌세포가 확 젊어지는 초간단 운동법이 있는데, 한번 따라 해 보실래요?

손 운동

손을 많이 움직이면 뇌가 똑똑해진다고들 하지요. 손뼉을 자주 치거나 손을 꼭꼭 주무르면, 집중력이 좋아지고 뇌도 튼튼해진대요. 여기에 소개한 '주먹 박수 치기'를 따라 해 보세요.

매일 꾸준히 하면, 어느새 뇌 건강을 위한 최고의 습관으로 자리 잡을 거예요.

① 주먹을 꼭 쥐고 양손을 맞댄 채 손뼉을 친다.
② 양손을 교대로 손등을 친다.
③ ①-② 번까지의 행동을 1번씩 더 한다.
④ 오른손을 펴고 왼손은 주먹을 쥔 채로 손뼉을 친다.
⑤ 반대로 왼손을 펴고 오른손은 주먹을 쥔 채로 손뼉을 친다.
⑥ ①-⑤ 번까지의 행동을 매일 3분 동안 반복한다.

눈 운동

안과 의사들이 추천하는 눈 운동법이에요. 평소 가까운 곳만 바라보느라 긴장한 눈의 근육을 풀어 주는 활동이지요.

안구 건조증을 예방할뿐더러 뇌세포를 자극해 집중력이 좋아진대요. 쉬거나 텔레비전을 볼 때 잠깐씩 해 보셔도 좋아요.

① 30cm 정도의 가까운 거리를 10초 동안 바라본다.
② 5m 이상의 먼 거리를 10초 동안 바라본다.
③ ①-② 번까지 행동을 매일 3분 동안 반복한다.

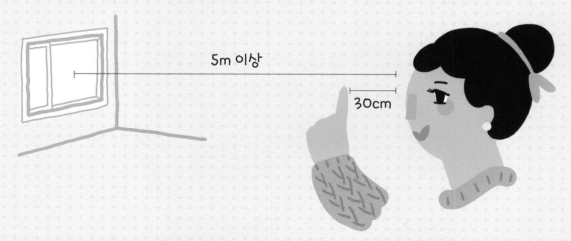

5m 이상

30cm

하루 1꼭지씩 『치매를 예방하는 하루 1장, 말랑말랑 뇌 운동』을 풀고 난 뒤에,
눈 운동을 이어 해 보세요. 그리고 눈 운동을 마치면 하루 1알씩 포도송이를 색칠해 주세요.
하루에 1알, 한 달이면 30알. 곧 탐스러운 포도송이를 만나 보실 거예요.

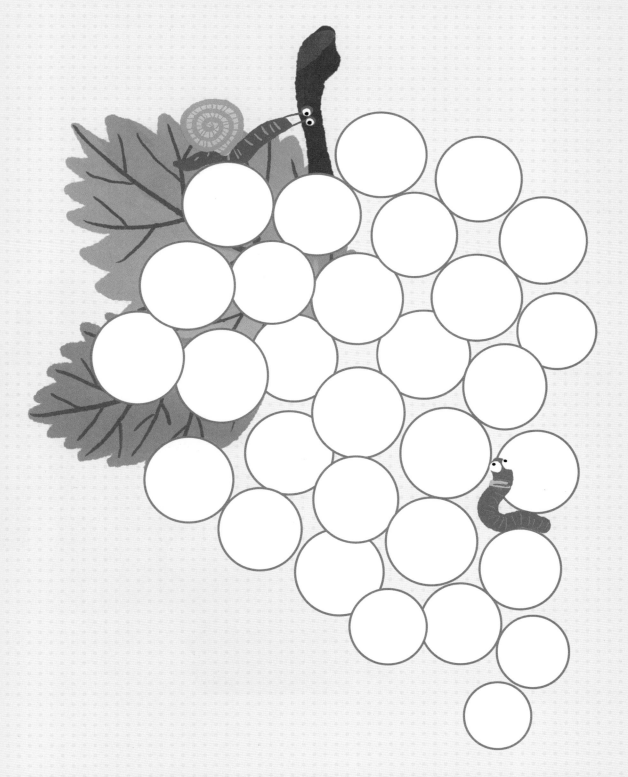

매일매일 10분, 슬렁슬렁 뇌 풀기

누구나 쉽게 할 수 있어요!

날짜와 날씨를 확인해요

날마다 비슷한 생활이 계속되면, 날짜 감각이 떨어지기 쉬워요. 일부러라도 매일 날짜와 날씨를 확인하고 시간 개념을 갖는 일은 뇌를 젊게 하는 좋은 습관이지요.

하루 1꼭지, 한 달 1권

심심풀이 놀이 삼아 하루 1꼭지씩, 어느새 한 달 1권을 뚝딱 풀어낼 거예요. 문제를 풀고 답을 생각하는 연습을 자연스럽게 30일 동안 계속할 수 있지요. 규칙적으로 무언가를 꾸준히 하는 경험은 뇌세포를 튼튼하게 만들어 준대요.

뇌세포를 쏙쏙! 자극해요

8가지 인지 능력(기억력, 지남력, 지각력, 집중력, 판단력, 시공간력, 수리력, 언어력)을 골고루 키울 수 있어요.

스스로 1권을 다 풀어낸 성취감은 정말 뿌듯하답니다.

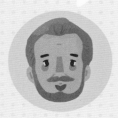

15일
언어력

첫소리 퀴즈

배 여사가 벌써 집 앞까지 마중 나와 있네요. 그림에서 아래의 첫소리로 시작하는 단어를 찾아보세요.

의 자 ㄱ ㄴ

ㄱ ㅇ ㅈ

날짜	년 월 일
날씨	

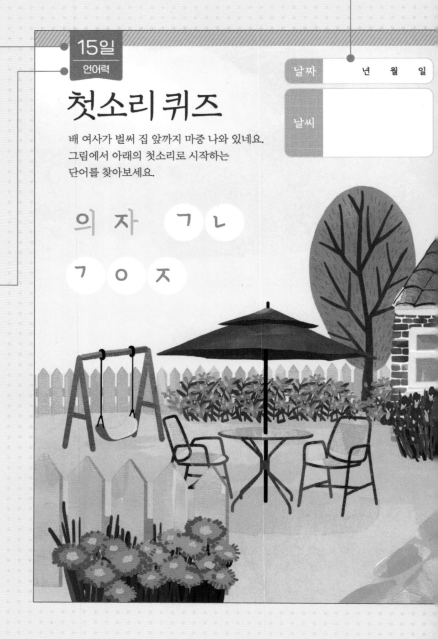

우리 뇌는 쓸수록 총명해져요. 새로운 말을 배우거나 복잡한 계산을 할 때 뇌세포가
반짝거린대요. 잘하든 못하든 결과에 상관없이 새로운 자극을 받는 것 자체가
우리 뇌를 젊게 만들어요. 하지만 실생활에서 꾀를 짜내는 건 좀처럼 쉽지 않잖아요.
그래서 『치매를 예방하는 하루 1장, 말랑말랑 뇌 운동』을 추천해 드려요.
가벼운 마음으로 하루 1꼭지씩 풀다 보면, 재밌는 놀이도 되고 저절로 뇌 운동도 되거든요.

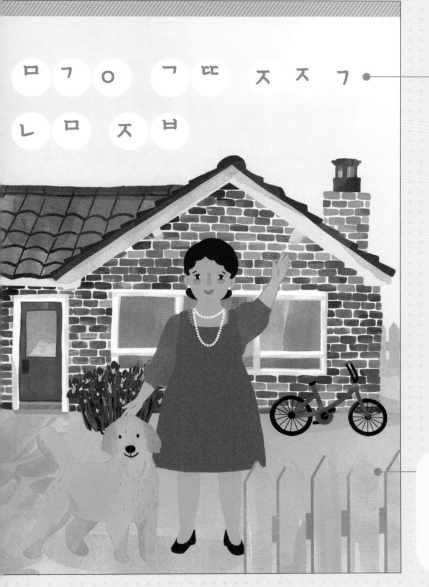

ㅁ ㄱ ㅇ ㄱ ㄸ ㅈ ㅈ ㄱ
ㄴ ㅁ ㅈ ㅂ

다양한 활동을 체험해요

쓰기, 오리기, 그리기 등 다양한 활동을 곁들여 뇌 운동을 재밌게 체험할 수 있어요. 더불어 손 활동(가위 오리기, 글자 쓰기), 눈 활동(길 찾기, 따라 그리기), 입으로 하는 활동(노래 부르기) 등을 활용해 뇌세포뿐 아니라 뇌세포와 연결된 신경 세포, 운동 세포까지 자극할 수 있도록 꾸몄어요.

일상에서 뇌 운동을 시작해요

텃밭 채소 키우기, 장보기 같은 일상의 모습에 다양한 인지 활동을 녹여 넣었어요. 실생활 곳곳에서 뇌 운동을 연습할 수 있지요.

차례

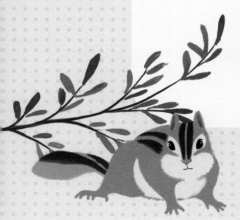

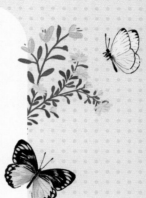

풀이는
67쪽에 있어요.

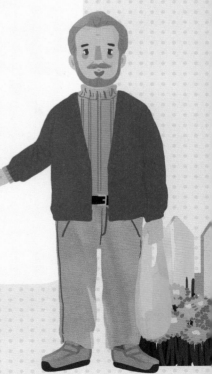

색칠 공부

날짜	년 월 일
날씨	

모란꽃은 화중왕, 꽃 중의 왕이라고 해요.
꽃이 화려하고 품위가 있어서 붙여진
별명이지요. 흔히 부귀를 가져다준다고 해서
부귀화라고도 불린답니다.

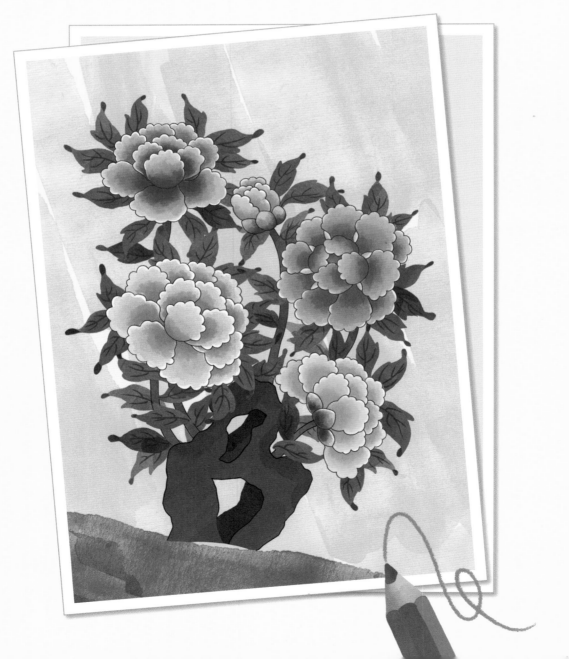

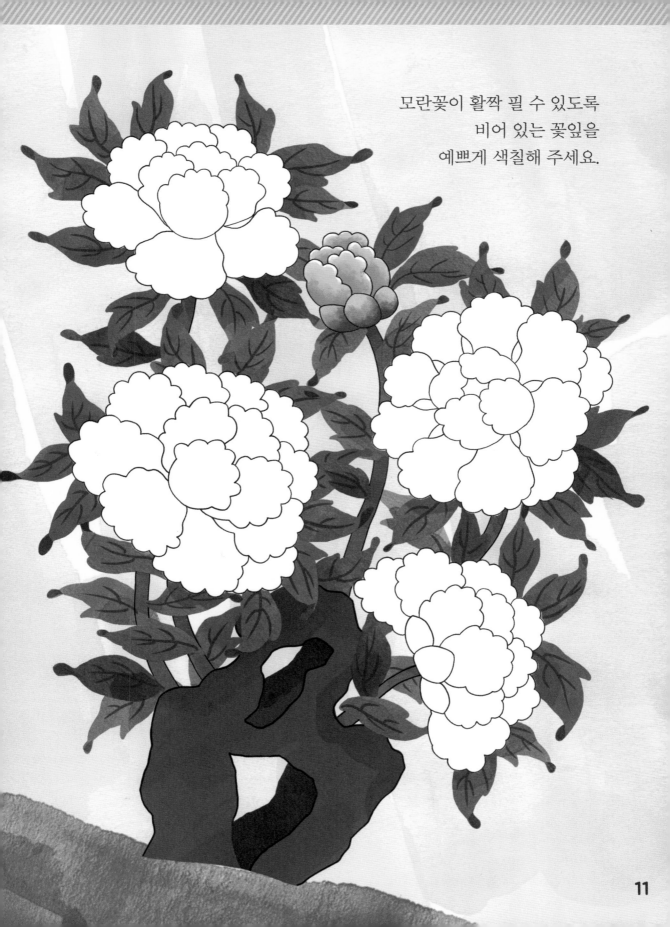

모란꽃이 활짝 필 수 있도록
비어 있는 꽃잎을
예쁘게 색칠해 주세요.

종이 인형

새로 문을 연 마트에 구경 가 보려고요.
외출하기에 알맞은 옷을 골라
가위로 오려 깔끔히 풀로 붙여 주세요.

날짜	년 월 일
날씨	

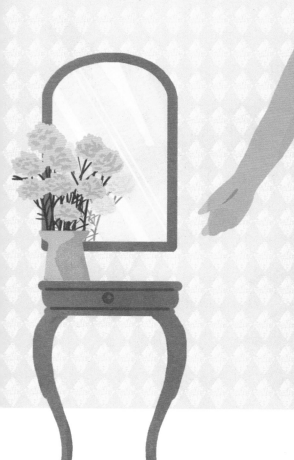

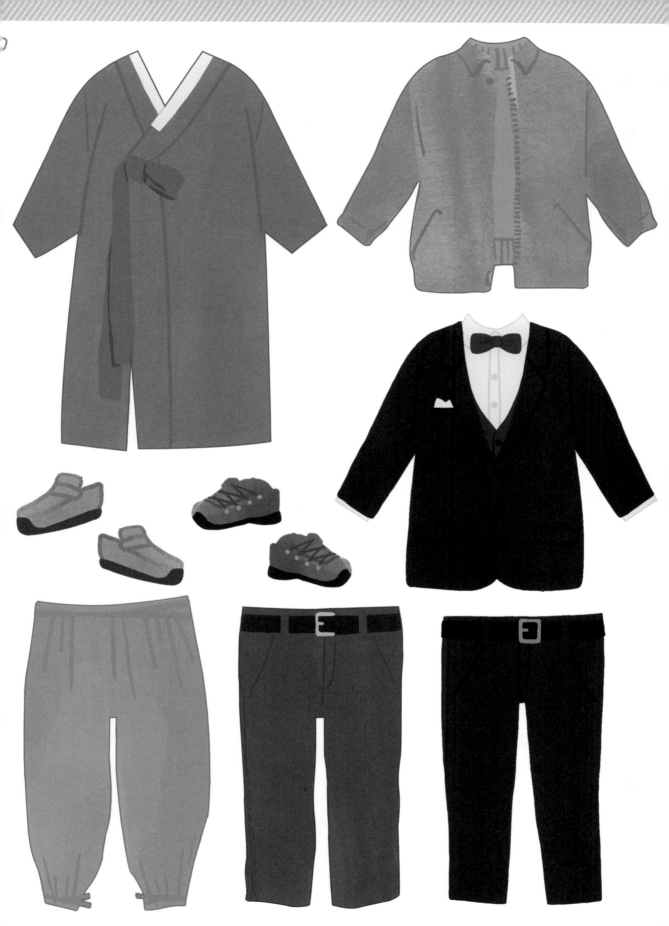

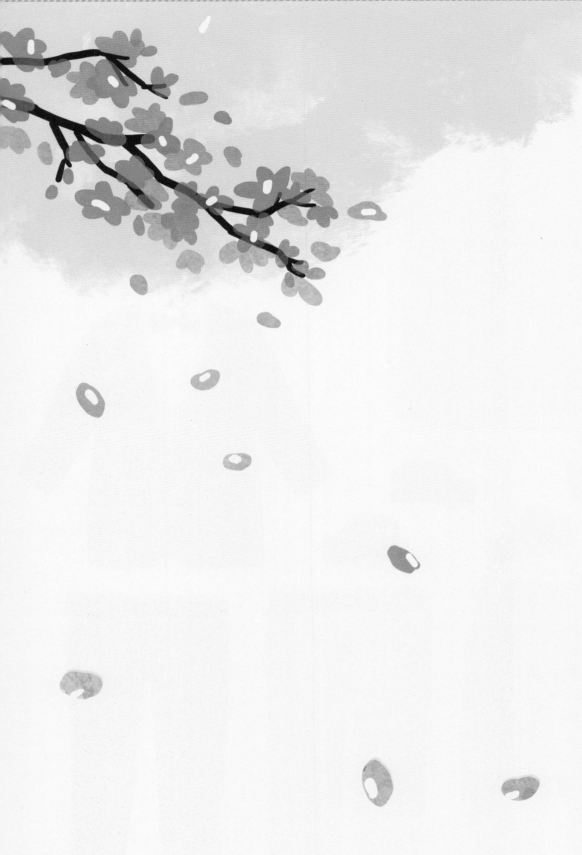

나의 노래

어디선가 익숙한 노래가 흘러나오네요.
나도 모르게 흥얼거리며 따라 불렀어요.
노랫말 주변을 떠다니는 음표를 잘 보고
빈칸에 알맞은 말을 써 주세요.

날짜	년 월 일
날씨	

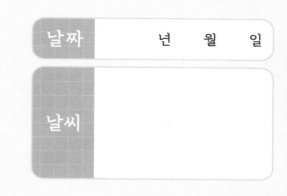

살구꽃이 필 때면 돌아온다던

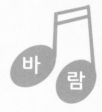

내 사랑   는

돌아올 줄 모르고 서쪽

문틈 새로 새어 드는

에 떨어진 꽃 냄새가

나를 울리네

「내 사랑 순이」, 나훈아

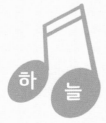
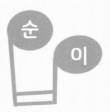

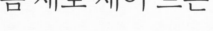
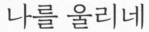

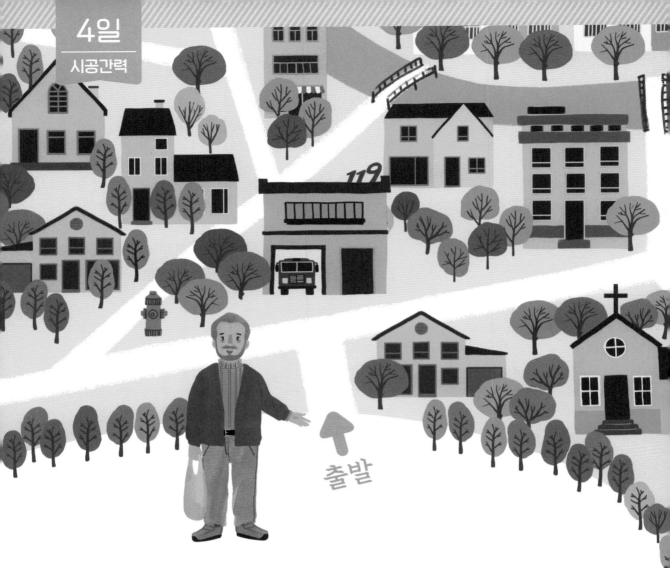

출발

길 찾기

친구가 전화로 말해 준 대로 시니어 마트를 찾아가 보려고요. 시니어 마트에 도착하면 건물에 크게 ♡ 표시를 해 보세요.

공원에서 걸어 나오면 **소방서**가 보이잖아.
소방서에서 **오른쪽**으로 쭉 올라가.
그래, **학교 앞 삼거리**까지.
거기서 **경찰서** 쪽으로 내려가.
경찰서 옆의 **다리**를 건너서 **우체국**이 나올 때까지 직진해.
우체국 사거리에 도착하면 **꽃집**을 찾아봐.
꽃집 건너편에 **파란색 건물**이 있어.
거기 1층이 새로 생긴 **시니어 마트**야.

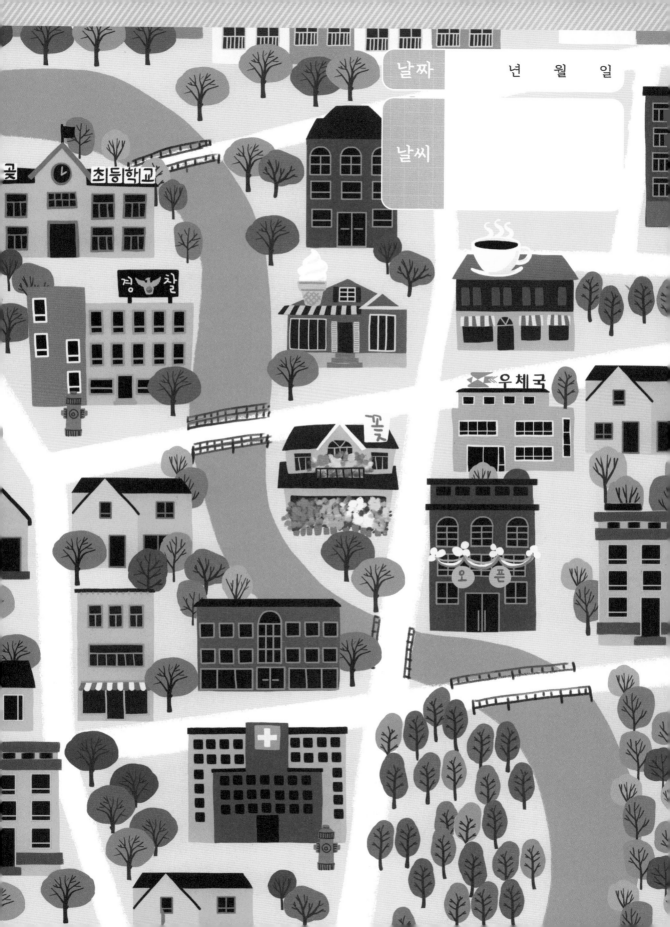

날짜   년   월   일

날씨

초등학교

경찰

우체국

꽃

오 픈

날짜	년 월 일
날씨	

제자리 찾기

새로 생긴 마트라 아직 물건 정리가 덜
되었나 봐요. 제자리가 아닌 곳에 놓인 물건을
찾아 ○ 표시를 해 보세요.

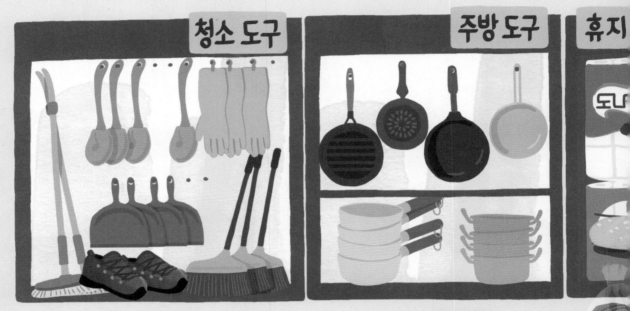

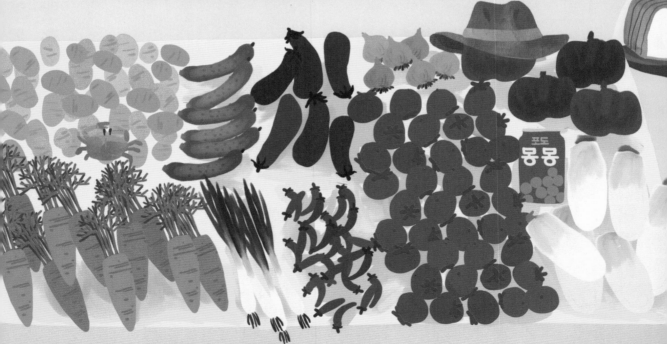

힌트
잘못 놓인 물건은 총 8개예요.

세제

음료

빵

날짜	년 월 일
날씨	

따라 그리기

왼쪽 그림을 보고 오른쪽 모눈종이에
똑같이 따라 그려 보세요.

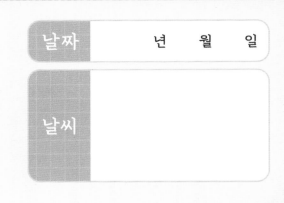

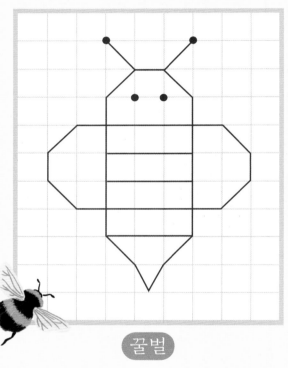

꿀벌

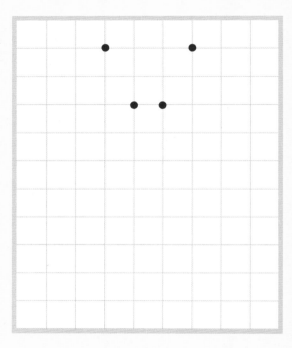

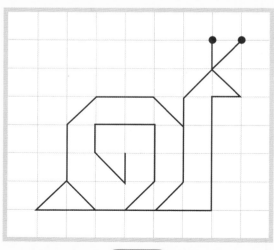

달팽이

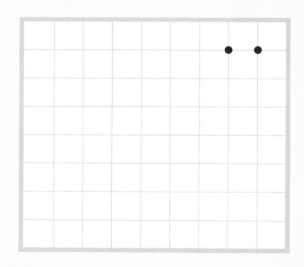

이번 그림은 조금 어려워 보이네요.
그래도 집중하면 성공할 수 있어요.
힘내서 도전해 볼까요?

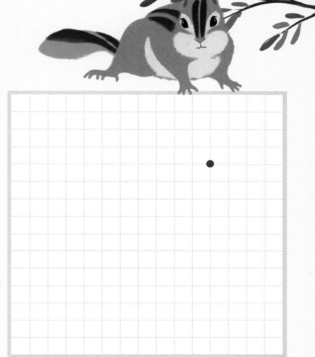

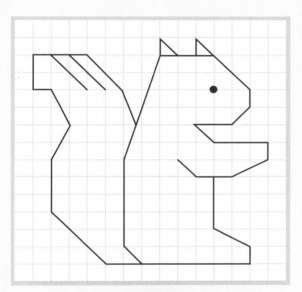

다람쥐

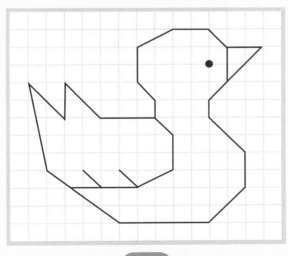

오리

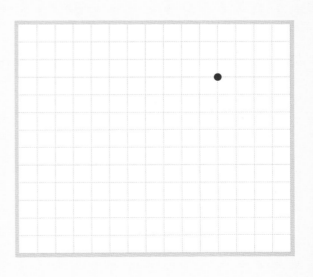

연상 단어

마트 구석구석을 구경하고 있어요. 장바구니의
색깔과 똑같은 색깔의 물건을 떠올려 보고
각각의 바구니에 물건의 이름을 써 보세요.

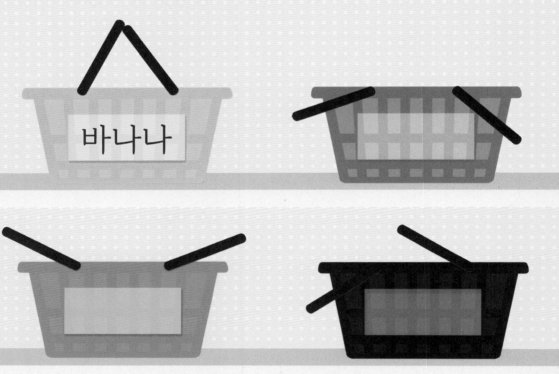

바나나

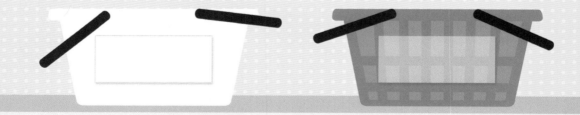

시니어 마트

22

고사성어

고사성어는 옛이야기에서 비롯된
한자어를 뜻해요. 이야기를 읽고 나서,
빈칸에 알맞은 말을 써넣으세요.

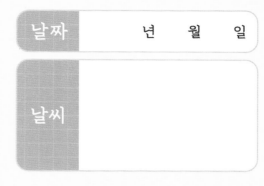

"내가 죽으면 첩도 함께 묻거라."

옛날 중국에 위무자라는 사람이 살았는데, 세상을 떠날 때 아들에게
이런 유언을 남겼어요. 평소에는 자기가 죽으면 첩을 다른 사람에게
시집보내라고 말했지만, 죽기 직전에 마음을 바꾼 것이지요. 아들은 고민
끝에 아버지의 첩을 다른 사람에게 시집보냈어요.

그 뒤 세월이 흘러, 아들은 전쟁터에 나갔어요. 그때 어디선가 한 노인
이 나타나 (㉠)으로 올가미를 만들어 적장의 말을 걸려 넘어뜨렸지요.
아들은 노인 덕에 큰 공을 세울 수 있었어요.

그날 밤 아들의 꿈속에 노인이 나타났어요.

"당신이 다른 곳으로 시집보낸 아버지의 첩을 기억하시오?
내가 그 첩의 죽은 아버지라오. (㉠)을 엮어서라도 그때의 (㉡)을
갚고 싶었소."

여기서 결초보은(結草報恩)이라는 고사성어가 나왔어요.

㉠ (   )을 엮어 ㉡ (   )를

갚는다는 뜻으로, 죽어서도 (㉡)에 보답한다는 의미입니다.

천하 명필

지난번에 배운 결초보은 이야기를 떠올려
보세요. 풀을 엮어 은혜를 갚은 일을 생각하며
빈칸을 채워 보세요.

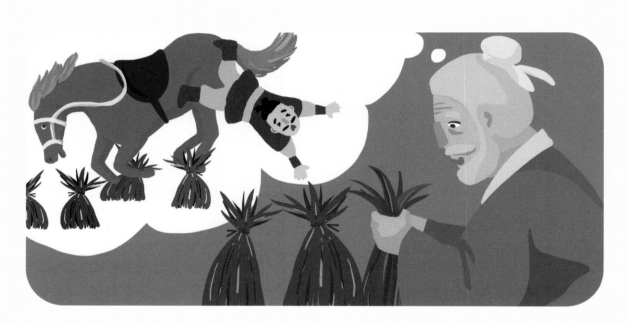

結　草　報　恩

맺을　풀　갚을　은혜

결　초　보　은

죽어서라도 은혜를 갚겠다는 마음

결초보은이라고 크게 소리 내서 읽으며 차근차근 써 보세요.
눈과 입과 손을 동시에 움직이는 활동은 두뇌 건강에 매우 좋답니다.

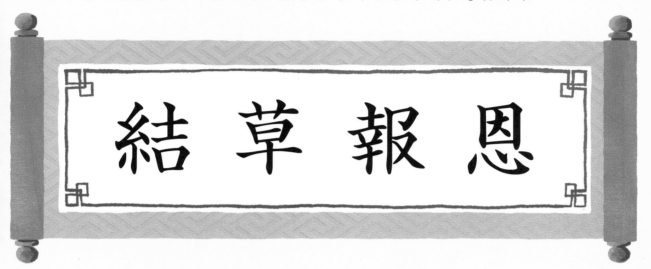

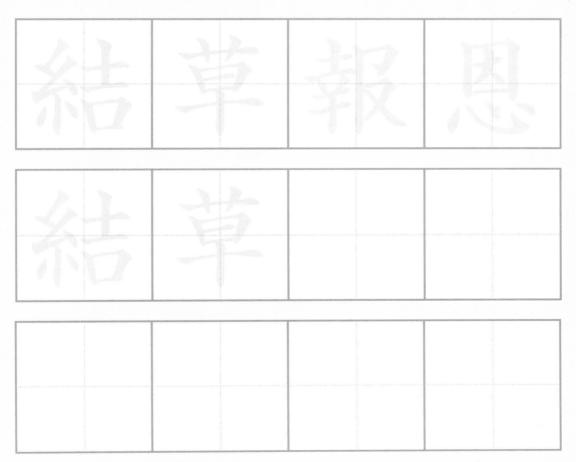

날짜		년	월	일
날씨				

규칙 숫자

달콤한 초콜릿 상자를 선물받았어요.
홀수 초콜릿을 찾아 모두 ○ 표시를 해 보세요.

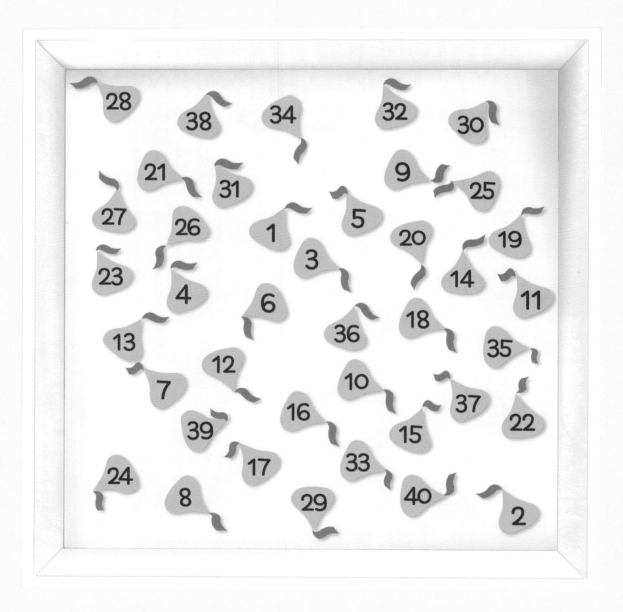

어떤 모양이 나타났나요?   (   )

싱싱한 방울토마토를 한 상자 샀어요.
짝수 토마토를 찾아 모두 ○ 표시를 해 보세요.

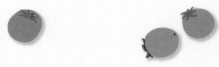

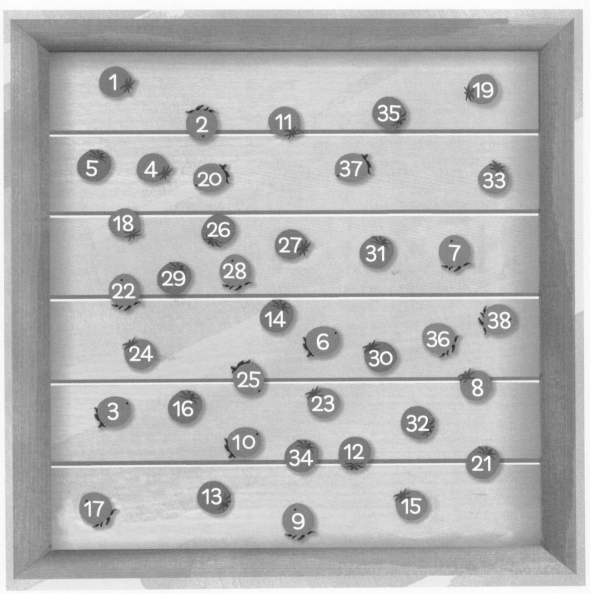

어떤 모양이 나타났나요?   (   )

요즘말맛보기

빈칸에 알맞은 요즘 말은 무엇일까요?

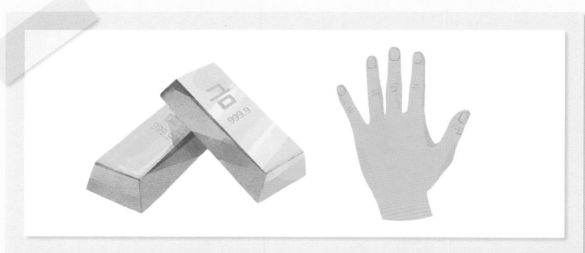

손재주가 뛰어나서 이것저것 잘 만드는 사람을 칭찬하는 말

예 뚝딱뚝딱! 뭐든 잘 만드는 걸 보니, 너는 ○○이구나.

① [ ]

② [ ]

가 로 설 명

① 담배를 피우는 것을 금지함.

② 자식과 손자를 아울러 이르는 말.

힌트 노란 네모 칸에 들어가는 단어가 정답이지요.

28

이번에는 왼쪽에서 배운 요즘 말의 반대말을 알아볼까요?

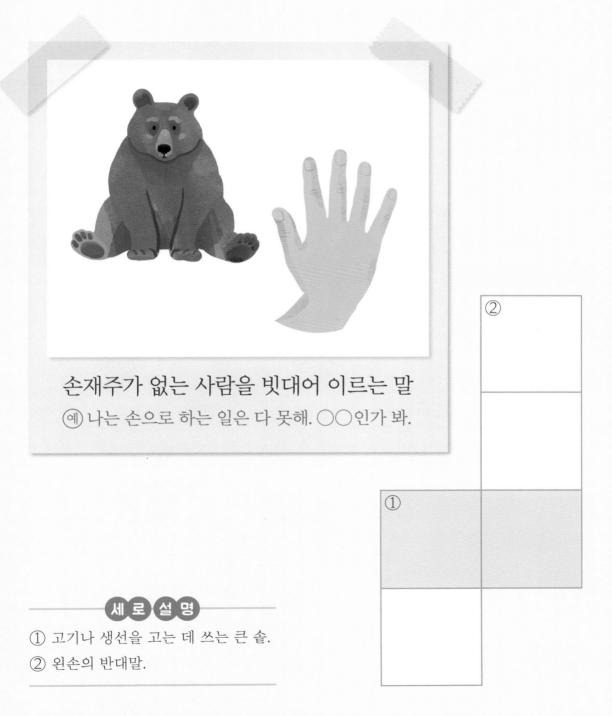

손재주가 없는 사람을 빗대어 이르는 말
예 나는 손으로 하는 일은 다 못해. ○○인가 봐.

세 로 설 명
① 고기나 생선을 고는 데 쓰는 큰 솥.
② 왼손의 반대말.

힌트 분홍 네모 칸에 들어가는 단어가 정답이지요.

날짜		년	월	일
날씨				

종이접기

오늘은 통통한 가지를 접어 볼까요?
순서대로 따라 접으면, 어느새 자줏빛 싱싱한
가지가 완성됩니다.

열매 접기

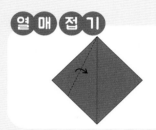

① 자주 색종이를 대각선에
맞추어 안쪽으로 접어요.

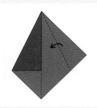

② 반대쪽도 똑같이 접어 보아요.

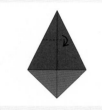

③ 점선을 따라 아래쪽으로 내려
접어요.

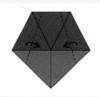

④ 점선을 따라 안쪽으로 접어요.

⑤ 양끝과 아래쪽 끝을 안쪽으로
접어요.

⑥ 가지 열매 완성.

꼭지 접기

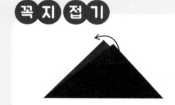

① 검정 색종이를 대각선으로
접어요.

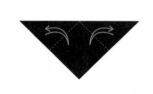

② 점선을 따라 양끝이 만나게
안으로 접었다 펴세요.

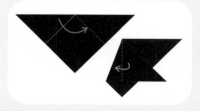

③ 종이를 다시 중심선에 맞추어
화살표 방향으로 접어요.

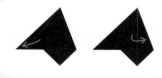

④ 반대쪽도 똑같이 접어요.

⑤ 뒤집으면 꼭지 완성.

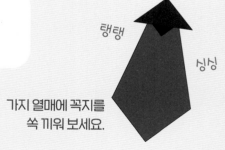

탱탱

싱싱

가지 열매에 꼭지를
쏙 끼워 보세요.

계산 탐정

두뇌 발달에 좋은 계산 퍼즐입니다.
빈칸에 알맞은 숫자를 넣어 주세요.

날짜	년 월 일
날씨	

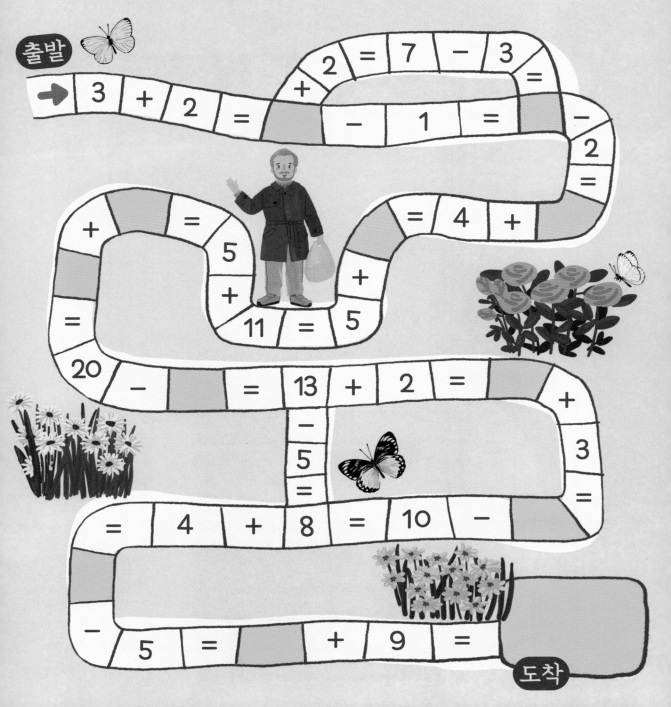

짝꿍 퀴즈

배 여사네서 생일 파티를 하기로 했어요.
내가 친구들이 예약해 둔 선물을 모두
찾아가려고요.

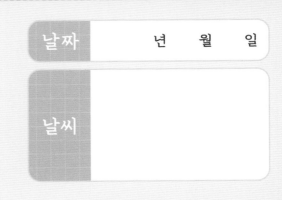

날짜	년 월 일
날씨	

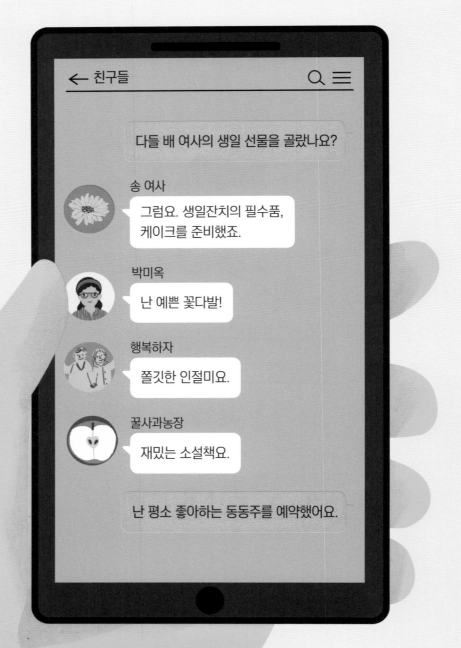

← 친구들   🔍 ☰

다들 배 여사의 생일 선물을 골랐나요?

송 여사
그럼요. 생일잔치의 필수품,
케이크를 준비했죠.

박미옥
난 예쁜 꽃다발!

행복하자
쫄깃한 인절미요.

꿀사과농장
재밌는 소설책요.

난 평소 좋아하는 동동주를 예약했어요.

메시지 순서대로 선물을 찾을 계획인데, 어느 가게부터 들러야 할까요?
가게 이름 밑에 순서를 써 보아요.

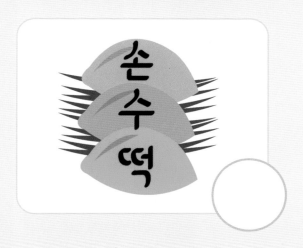

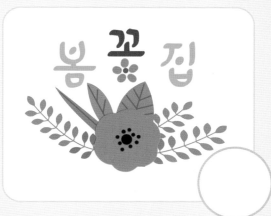

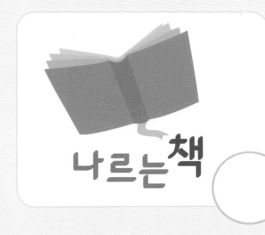

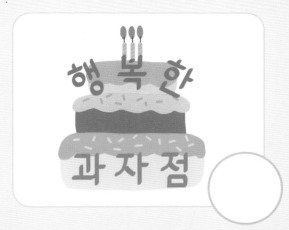

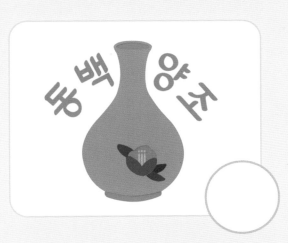

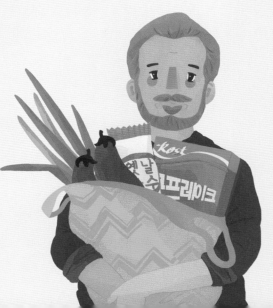

첫소리 퀴즈

배 여사가 벌써 집 앞까지 마중 나와 있네요.
그림에서 아래의 첫소리로 시작하는
단어를 찾아보세요.

의 자   ㄱ ㄴ

ㄱ ㅇ ㅈ

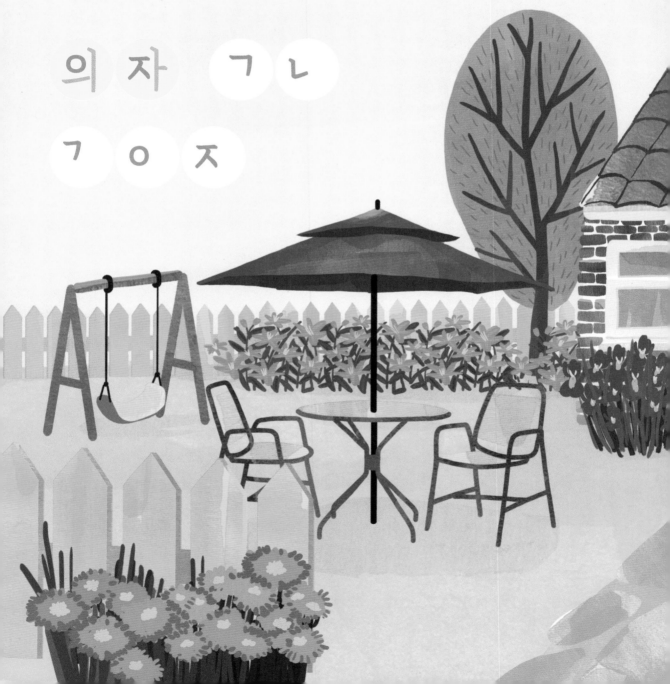

ㅁㄱㅇ ㄱㄸ ㅈㅈㄱ
ㄴㅁ ㅈㅂ

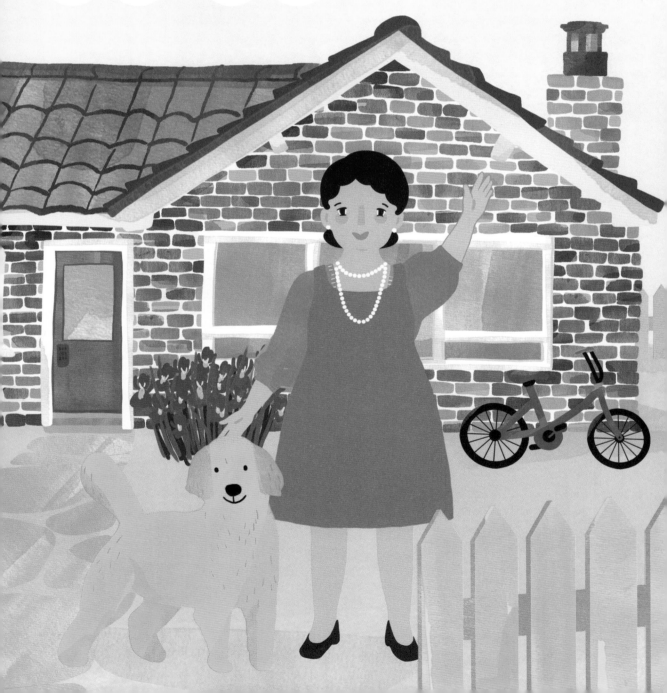

정리 도사

마트에서 사 온 물건을 정리해야겠어요.
어디에 보관해야 필요할 때 바로 찾아 쓸 수
있을까요? 오른쪽 물건들을 가위로 오려서
냉장고나 문을 열어 둔 부엌 장에 붙여 주세요.

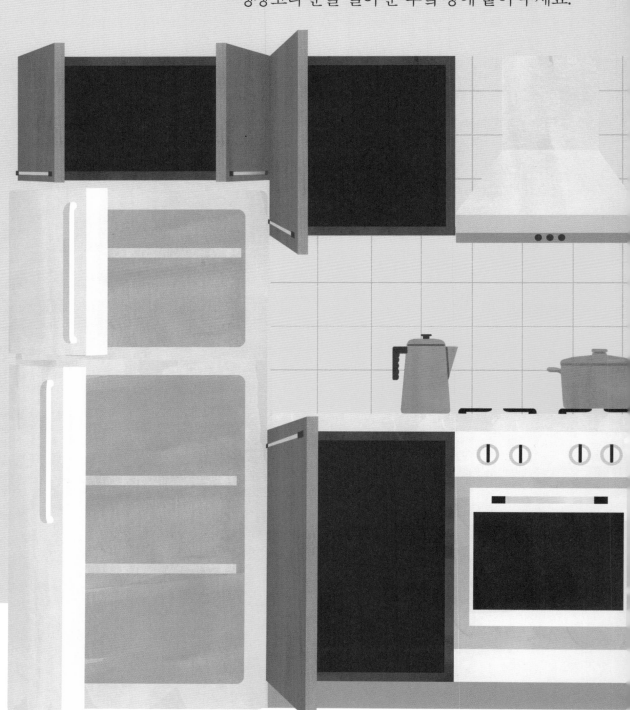

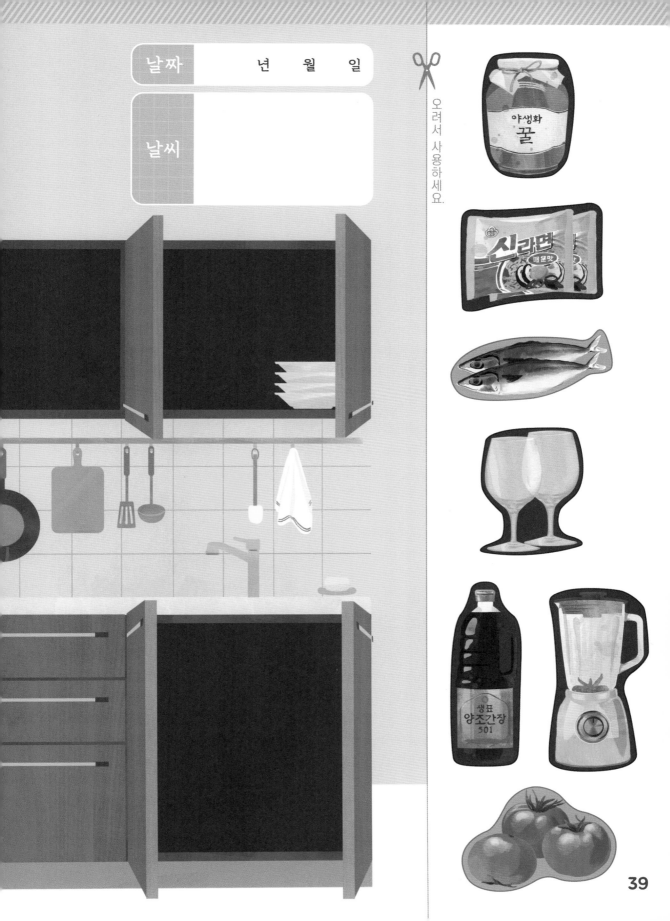

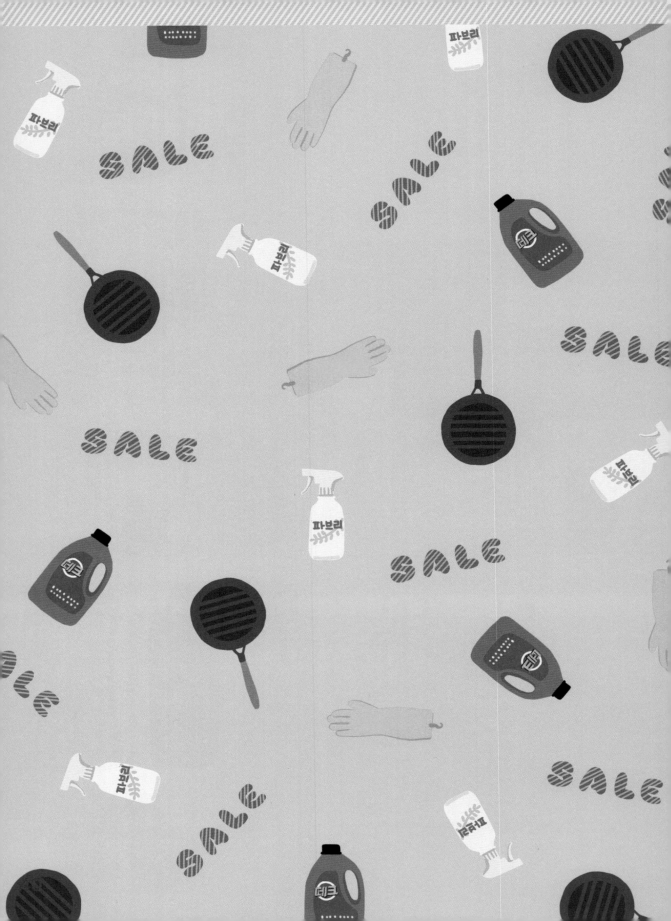

올가미 퍼즐

종이 상자에 마트와 관계 깊은 단어를 꼭꼭
숨겨 놓았어요. 올가미를 이용해서 숨겨 둔
단어를 모두 찾아보세요.

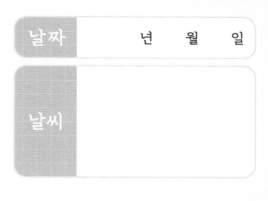

날짜	년 월 일
날씨	

찾 을 물 건
냉동식품, 타임 세일, 카트, 계산대, 고객 쉼터

이	라	닥	사	이	더	노	라	방	데
정	냉	동	식	품	바	상	구	만	정
지	랑	이	너	러	조	다	추	도	고
야	추	일	등	잔	도	오	울	더	객
놀	사	아	치	계	산	대	이	대	쉼
박	종	타	자	하	망	카	초	토	터
가	도	임	도	모	리	탓	트	마	추
장	바	세	잎	주	낭	사	롱	토	김
야	추	일	둥	잔	도	오	울	더	리
덩	차	아	치	랑	자	공	이	데	경

속담 카드

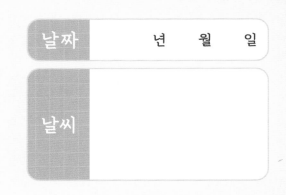

날짜　　　　년　월　일

날씨

재미있는 속담 카드가 생겼어요.
앞면에는 속담 내용이 그려져 있고,
뒷면에는 속담과 속담 풀이가 적혀 있지요.
속담 공부하기에 딱 좋아요.

1 속담 풀이와 그림을 잘 보고 빈칸을 채워 주세요.

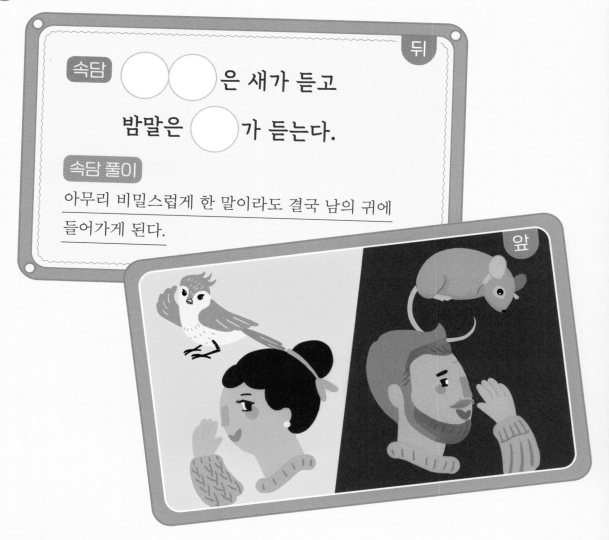

뒤

속담 ⟨　⟩⟨　⟩은 새가 듣고
밤말은 ⟨　⟩가 듣는다.

속담 풀이

아무리 비밀스럽게 한 말이라도 결국 남의 귀에
들어가게 된다.

앞

2 속담과 속담 풀이를 보고
속담에 어울리는
그림을 그려 보세요.

앞

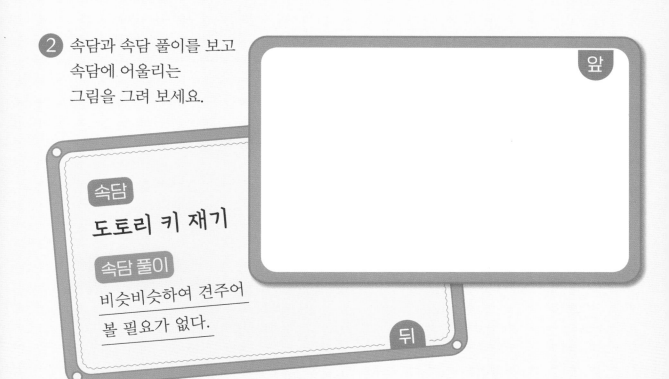

속담

도토리 키 재기

속담 풀이

비슷비슷하여 견주어
볼 필요가 없다.

뒤

3 그림을 보고 알맞은
속담과 속담 풀이를
써넣으세요.

앞

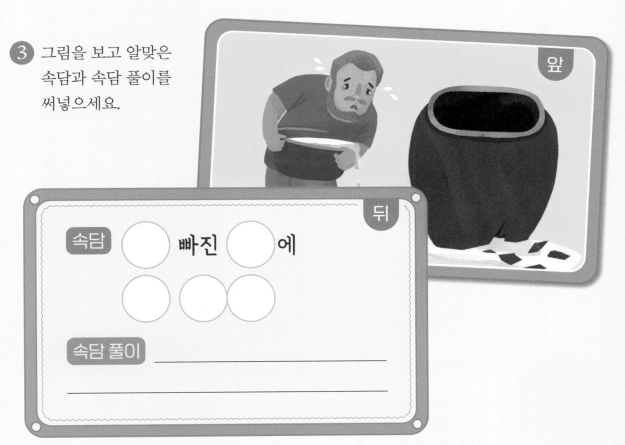

뒤

속담 ⃝ **빠진** ⃝ **에**

⃝ ⃝ ⃝

속담 풀이 _____

_____

오목 대장

동네 친구와 오목 시합 중이에요.
내가 검은 돌, 친구가 흰 돌이지요.
이번이 내 차례인데, 어디에 검은 돌을 놓으면
친구를 이길 수 있을까요? 검은 돌을 놓을 자리를 표시해 보세요.

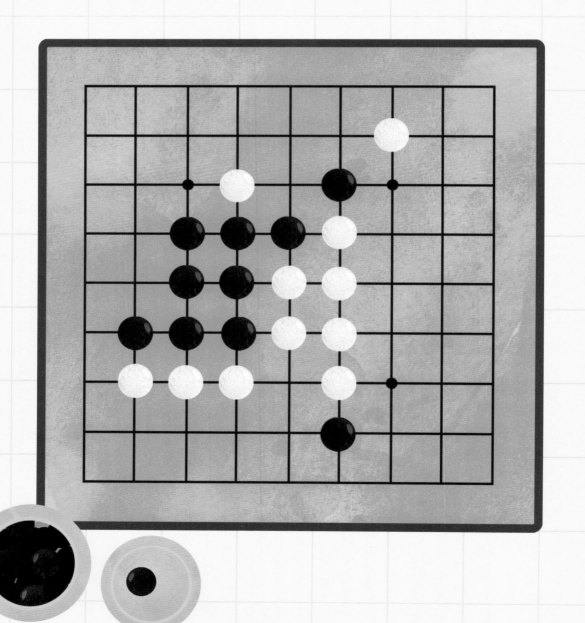

하하하! 내가 이겼어요. 친구가 툴툴대며 한 판 다시 붙재요.
이번에는 내가 흰 돌이에요. 흰 돌을 어디에 두어야 또 이길까요?

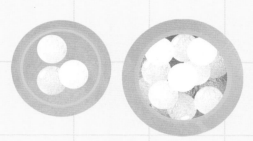

힌트
오목 놀이는 한 줄로 5개의 돌을 잇따라
먼저 놓는 사람이 이기는 게임이에요.

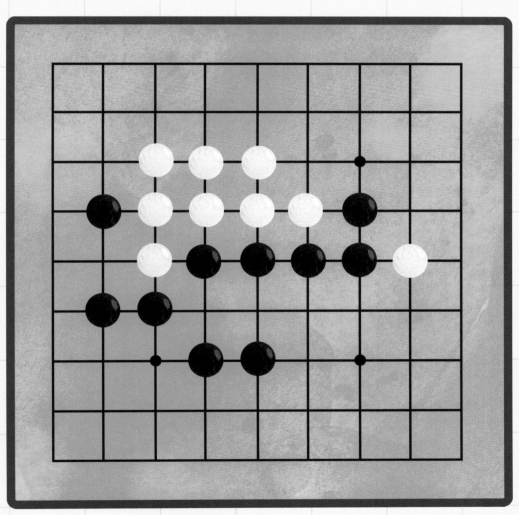

똑똑 기억력

친구들에게 시원한 토마토주스를 만들어 주려고요. 토마토주스를 만들 때
필요한 요리 재료와 도구를 어디에 넣어 두었는지 기억해 보세요.

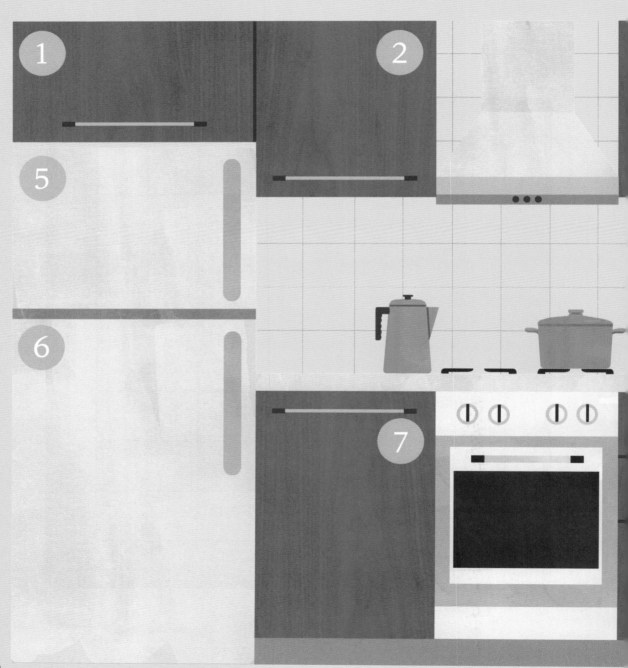

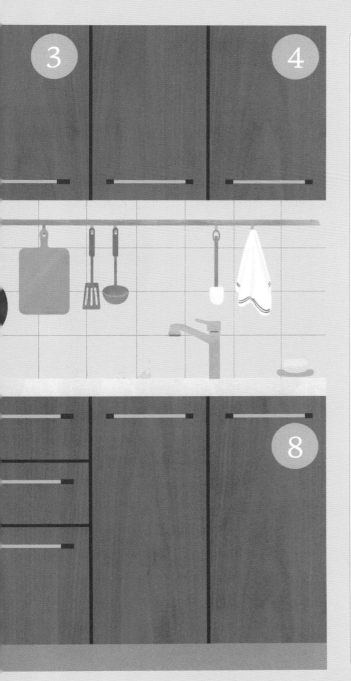

③ ④

⑧

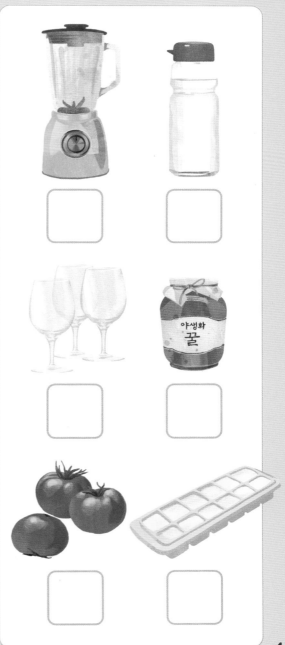

덧셈 박사

싱싱한 과일을 잔뜩 사서 돌아오는 길이에요.
아이코! 그런데 갑자기 과일 봉투가 찢어졌지
뭐예요. 떼굴떼굴 굴러가는 과일들 좀 보세요.

① 사과는 모두 몇 개일까요? [   ] 개

② 사과 말고 다른 과일의 이름과 개수를 써 보세요.

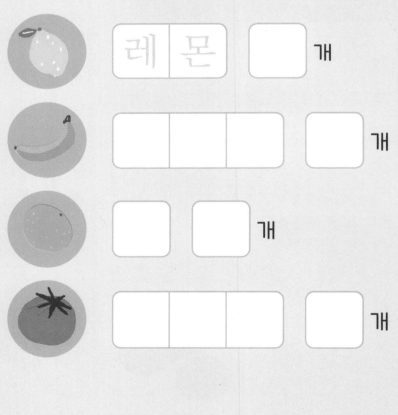

| 레 | 몬 | [ ] 개 |

[ ][ ][ ] [ ] 개

[ ] [ ] 개

[ ][ ][ ] [ ] 개

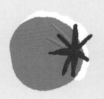

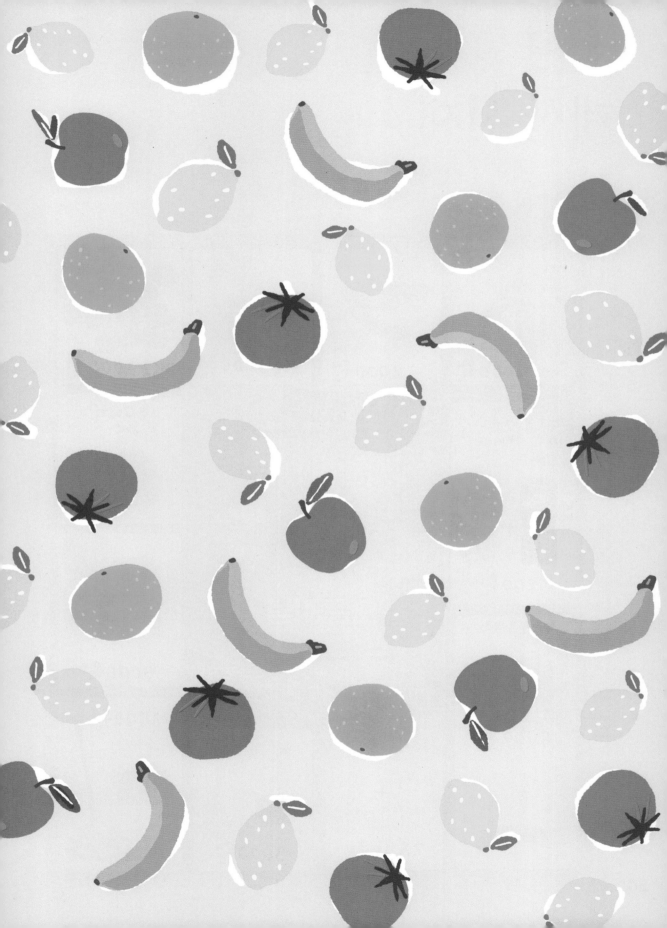

계산 천재

시니어 마트에서 오픈 세일을 한대요. 지갑에
마침 2만 원이 있네요. 장 보러 나가 볼까요?

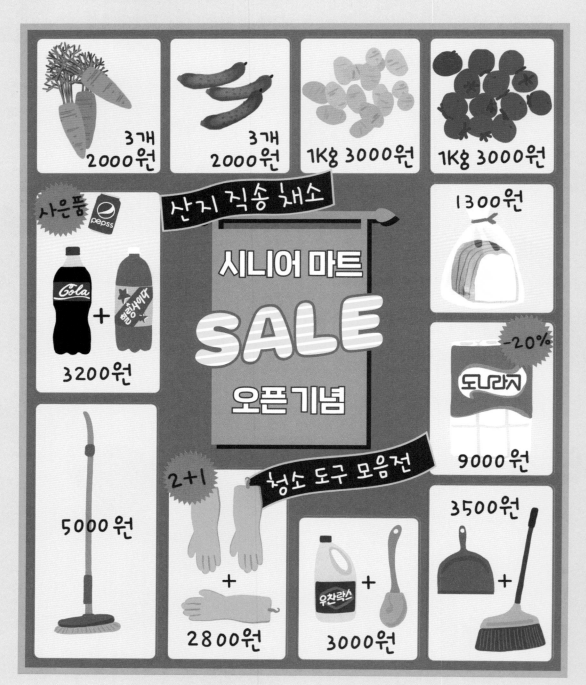

장보기를 잘 마치셨나요? 전단지에서 구입한 물건을 가위로 오려 장바구니에 붙여 주세요. 영수증도 직접 써 보고 거스름돈도 확인해 보아요.

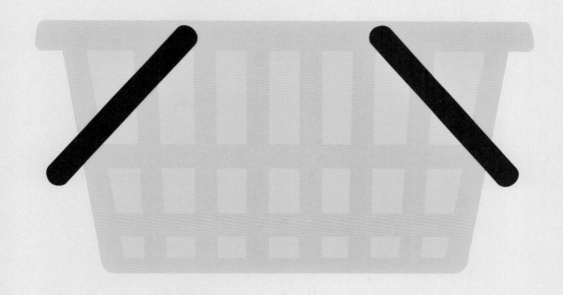

영 수 증		
상품명	수량	금액
오이	3개	2,000원
내신 돈		20,000원
구입 금액		
거스름돈		

얼마나 썼을까?

낱말 퍼즐

가로세로 낱말 퍼즐을 완성해 보세요.

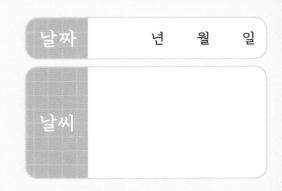

날짜	년 월 일
날씨	

가 로 설 명

① 경상북도 울릉군에 속하는 화산섬. 일본이 자꾸 자기네 땅이라고 우겨요.

③ 그 지방에서 예전부터 길러 오던 고유한 품종의 닭.

⑤ 깃털이 까만 새의 하나. 예 ○○○ 날자 배 떨어진다.

⑦ 더러움이나 때를 걸레로 닦는 일.

⑧ 가래떡을 적당한 크기로 잘라 채소와 함께 양념해 볶은 음식. 예 간장 ○○○

⑨ 밤에 무덤 또는 낡고 오래된 집에서 저절로 번쩍이는 푸른빛의 불꽃.

⑩ 닭이 낳은 알.

⑫ 고생을 겪을 운명을 비유적으로 가리킴. 예 ○○○이 열리다.

⑭ 예 ○○○ 망신은 꼴뚜기가 시킨다.

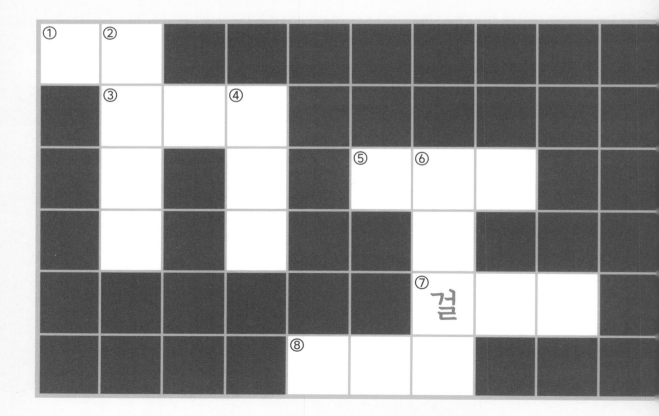

빨리 풀지 않아도 괜찮아요.
천천히 생각하면서 풀어 보세요.

세 로 설 명

② 도토리로 만든 묵.
④ 닭을 싸우게 해 승부를 겨룸.
⑥ 맨 처음으로 물건을 파는 일.
⑨ 여럿이 나직한 목소리로 정답게 이야기하는 소리.
⑩ 수정과는 생강과 ○○를 넣고 끓여서 만들어요.
⑪ 늙지 않고 오래 삶.
⑬ 먹물을 쏘는 바다 동물로, 다리가 8개예요. 오징어의 친구죠.

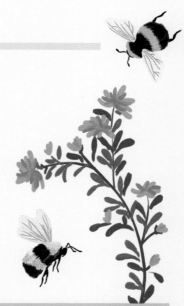

나도 화가

싱싱한 딸기와 탱글탱글한 토마토를
그려 볼까요? 순서대로 차근차근 따라
그려 보세요.

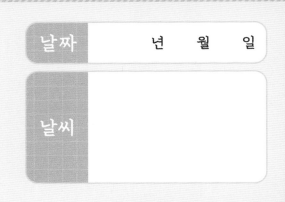

날짜	년 월 일
날씨	

딸기 그리기

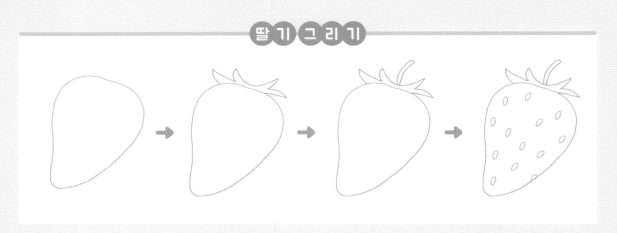

토마토 그리기

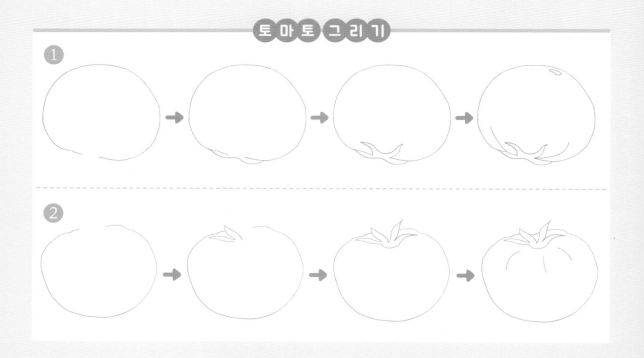

연습한 방법대로 빈 접시에 토마토와 딸기를 그려 보아요.
함께 먹고 싶은 간식을 그려 넣어도 좋아요.

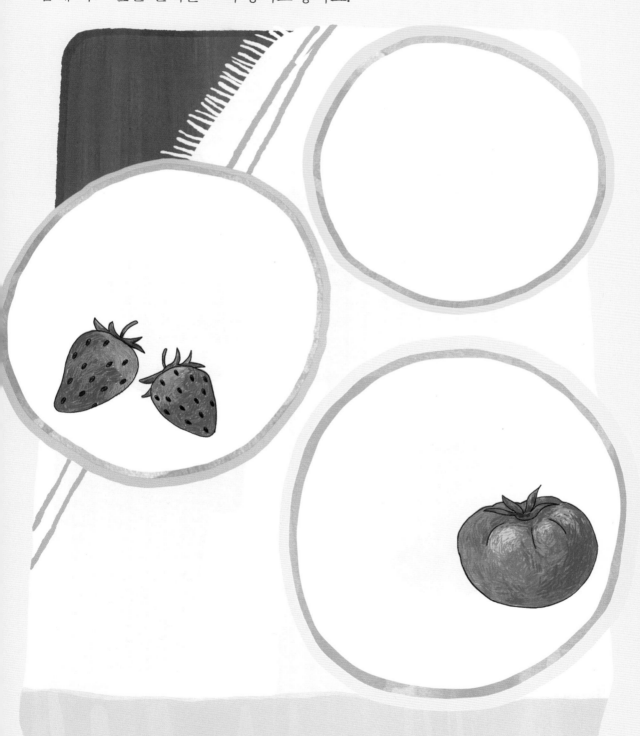

날짜		년 월 일
날씨		

나도 작가

아래 그림을 보고 한 문장을 써 보세요.
지금 떠오르는 생각을 편하게 쓰면 되어요.

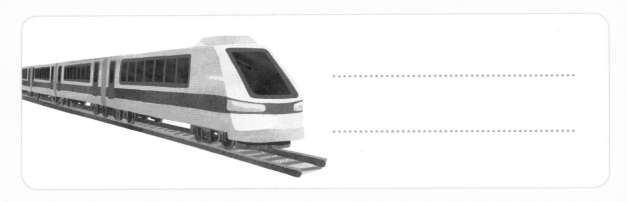

....

....

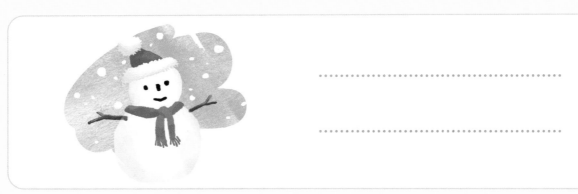

....

....

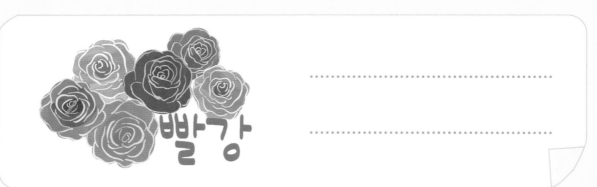

빨강

....

....

아래 사진을 보고 떠오르는 생각을 자유롭게 써 보세요. 세 문장만 써도
충분해요. 자기 생각을 꾸밈없이 쓰는 것보다 좋은 글은 없어요.

화투 놀이

날짜	년 월 일
날씨	

친구들과 고스톱을 하고 있어요.
어떤 화투장을 가져와야 내가 이길까요?
오른쪽에서 필요한 화투장을 찾아보고,
빈칸에 알맞은 번호를 써 보아요.

(오광 만들기)

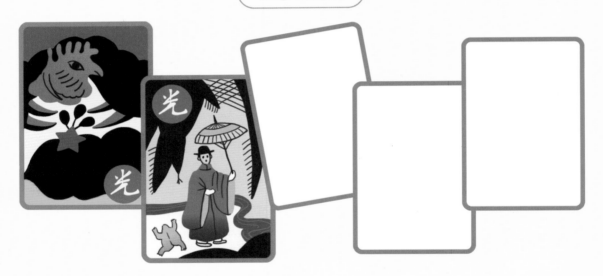

(청단 만들기)

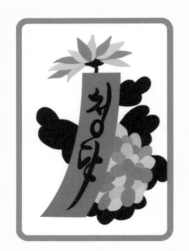

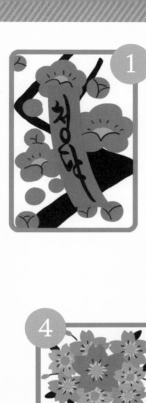

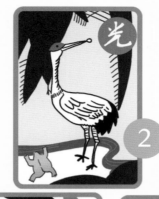

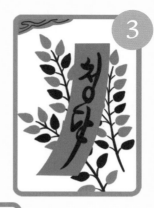

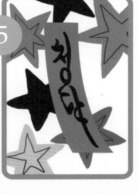

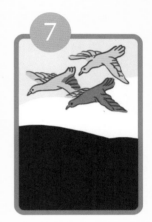

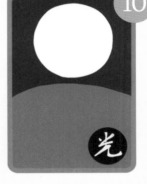

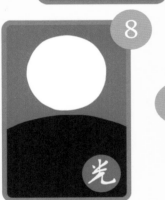

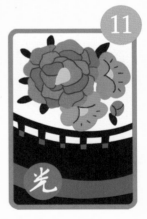

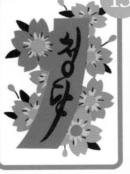

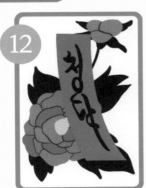

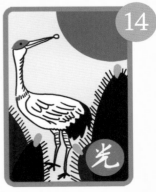

59

날짜	년 월 일
날씨	

세계 여행

다음 달에 세계 여행을 떠날 거예요.
외국 친구들을 만날 생각에 벌써 신이 나네요.
그 나라말로 고맙다는 인사를 건네면
좀 더 쉽게 친해지겠죠?

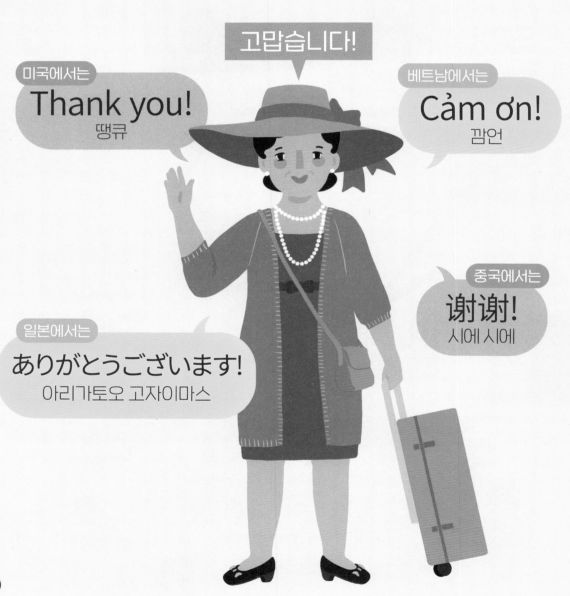

고맙습니다!

미국에서는
Thank you!
땡큐

베트남에서는
Cảm ơn!
깜언

중국에서는
谢谢!
시에 시에

일본에서는
ありがとうございます!
아리가토오 고자이마스

날마다 나라별 인사말을 공부해 보아요. 눈으로 보며 1번,
입으로 소리 내서 1번, 손으로 따라 쓰며 1번! 이렇게 모두 공부하고 나서,
비행기 창문에 횟수를 표시해 보세요.

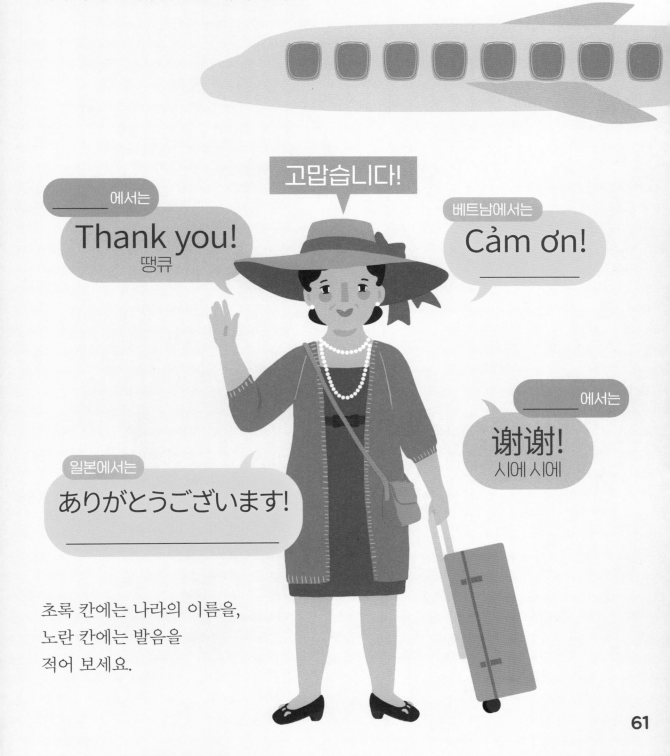

_____ 에서는
Thank you!
땡큐

고맙습니다!

베트남에서는
Cảm ơn!
_____

_____ 에서는
谢谢!
시에 시에

일본에서는
ありがとうございます!
_____

초록 칸에는 나라의 이름을,
노란 칸에는 발음을
적어 보세요.

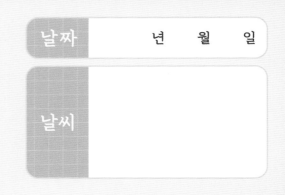

날짜	년 월 일
날씨	

나는요리왕

상큼한 토마토주스를 만들어 보려고 해요.
토마토주스는 맛도 좋고 건강에도 좋지요.

1 토마토처럼 앞뒤에 똑같은 글자가 들어간 단어를 만들어 볼까요?
빈칸에 알맞은말을 써넣어 보세요.

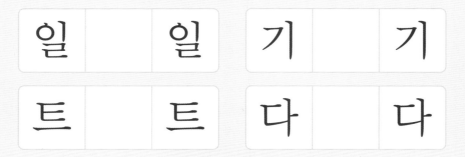

일		일		기		기
트		트		다		다

2 토마토주스의 재료를 골라 ○ 표시를 하세요.

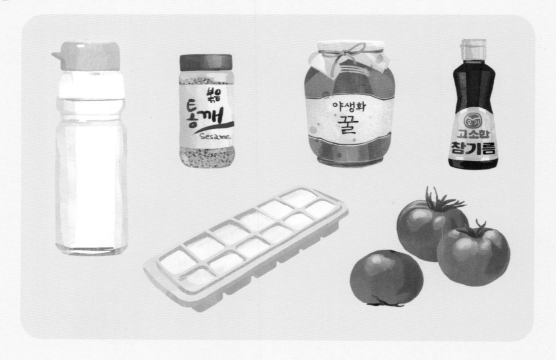

3 토마토주스를 만드는 순서대로 번호를 써 보세요.

① 말랑말랑하게 잘 익은 토마토를 고른다.

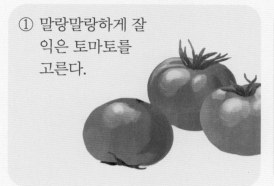

② 꿀이나 설탕을 넣어 마신다.

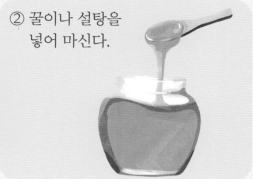

③ 믹서에 자른 토마토, 물 조금, 얼음을 넣고 간다.

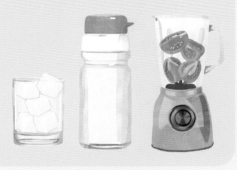

④ 토마토를 깨끗한 물에 30분 정도 담근다.

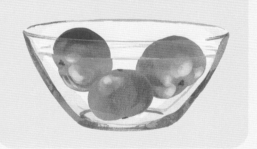

⑤ 토마토를 물에서 건져 물기를 털고 토마토 꼭지를 딴다.

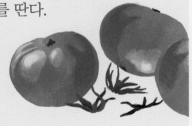

⑥ 토마토를 적당한 크기로 자른다.

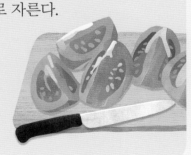

① → ☐ → ☐ → ☐ → ☐ → ②

똑딱똑딱 시계

날짜	년 월 일
날씨	

영화관에서 3시에 시작하는 영화를
보려고 해요. 지금은 2시 25분이네요.
영화관행 버스는 10분 후에 도착한대요.
영화관까지는 20분이 걸리고요.
버스를 제때 타면 영화관에는 몇 시에 도착할까요?

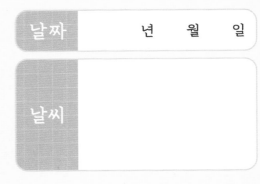
현재 시간

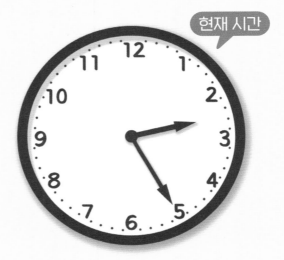

1 버스 도착 시간을 그려 주세요.

2 영화관 도착 시간을 그려 주세요.

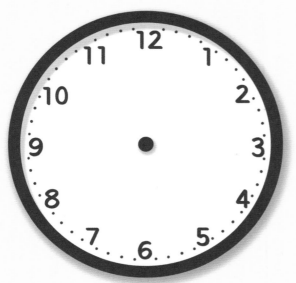

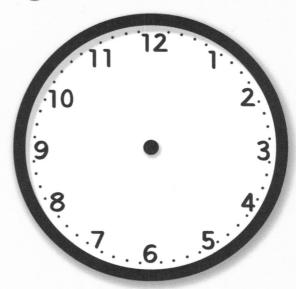

종이 공예

예쁜 종이 장식을 만들어 보아요.

날짜	년 월 일
날씨	

완성

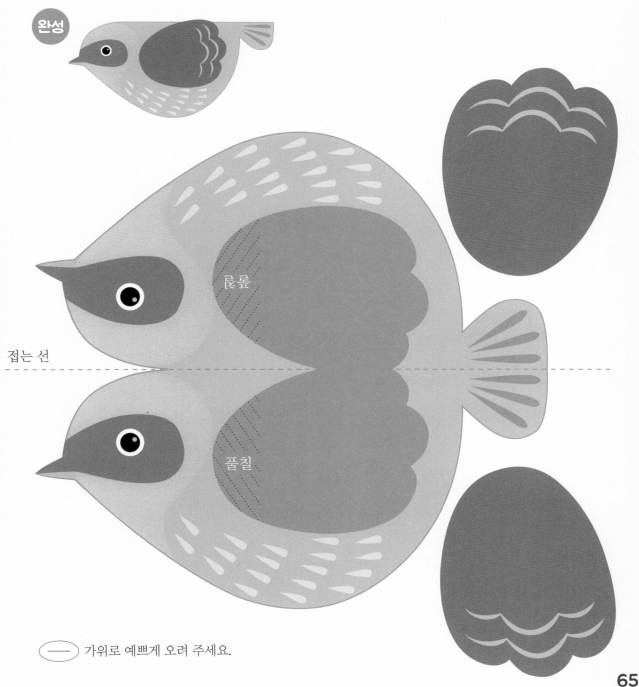

접는 선

풀칠

풀칠

⎯ 가위로 예쁘게 오려 주세요.

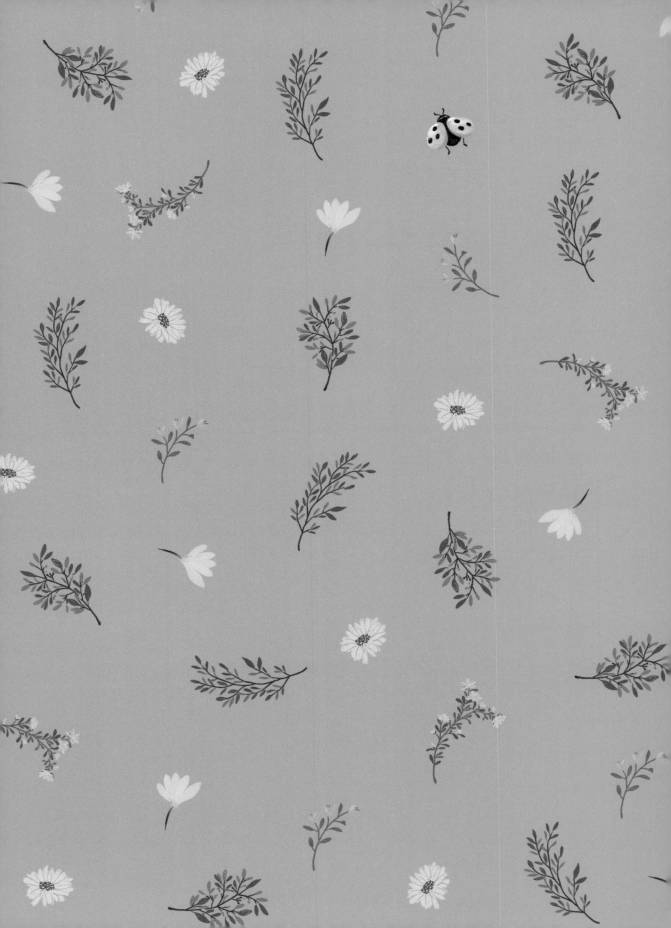

풀이

3일

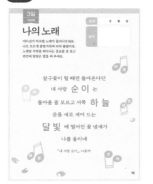

4일

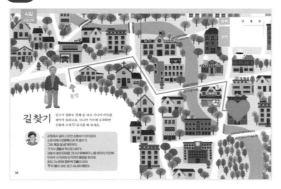

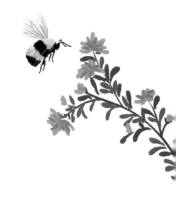

5일

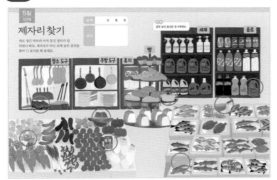

7일

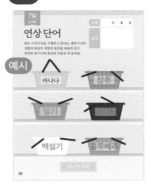

8일

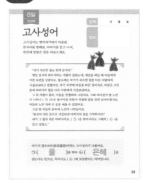

10일

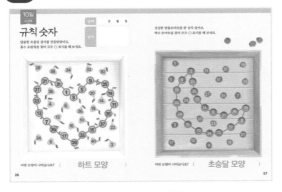

11일

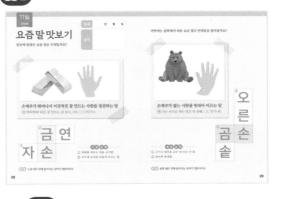

13일

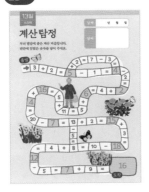

14일

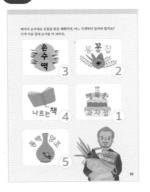

15일

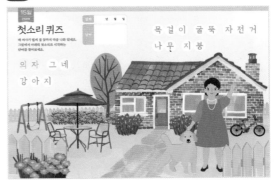

풀이

17일

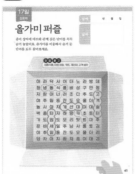

18일

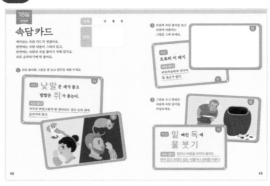

19일

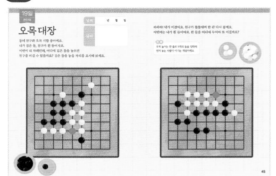

21일

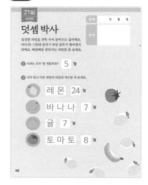

23일

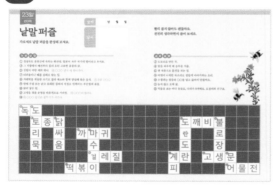

26일

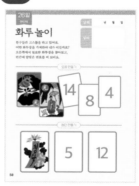

27일

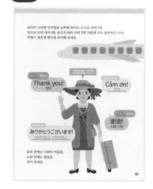

28일

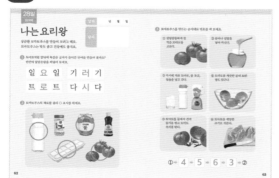

29일

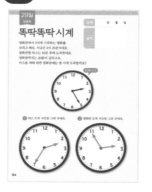

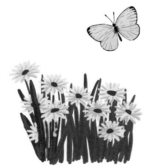

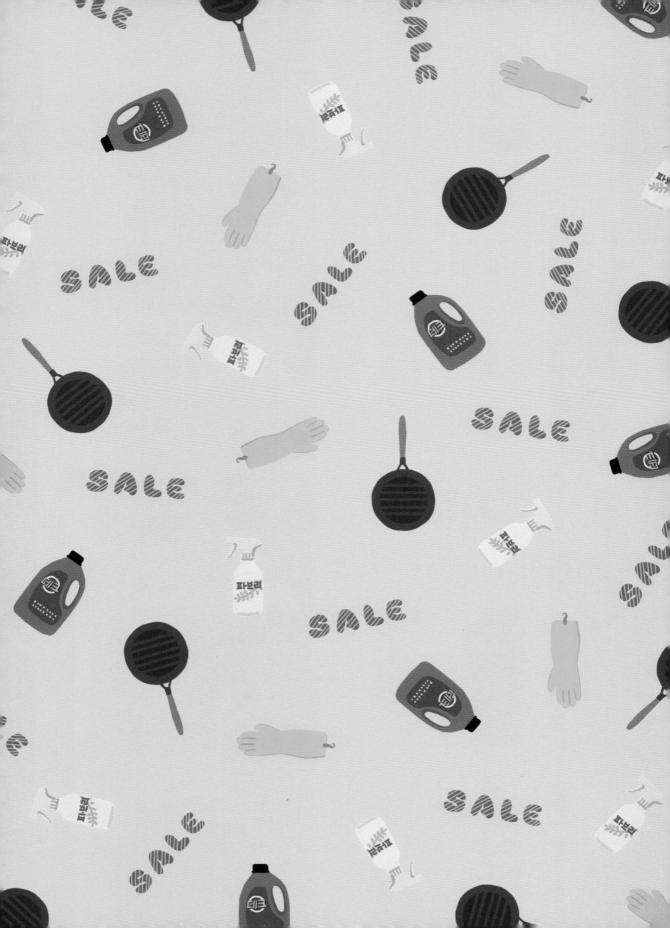

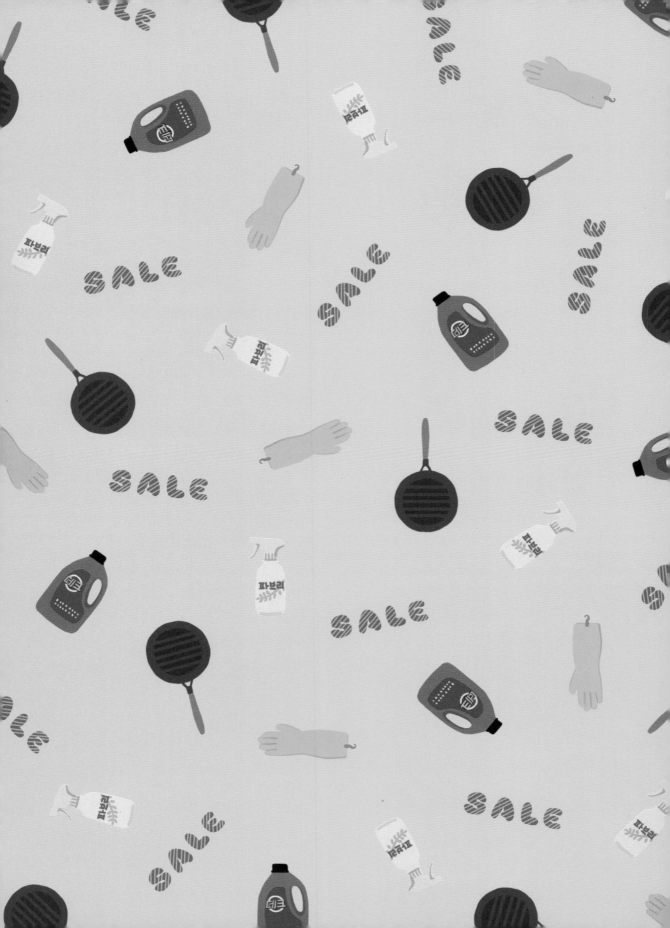